ATTESTATIONS AUTHENTIQUES SUR LA DISTRIBUTION GRATUITE DES REMEDES

A un grand nombre de Militaires, Officiers, Soldats français & Employés à l'Armée du Nord, attaqués de différentes maladies,

ET SUR LES

GUÉRISONS OPÉRÉES

PAR LE CIT.

J. G. C. A. HUPSCH,

Membre des Académies & Societés litteraires d'Augsbourg, de la Rochelle, de Manheim, de Munic, de Harlem, de Flessingue, d'Utrecht, de Batavia, de Boston, de Berlin, de Cassel, &c. &c.

DESCRIPTION d'un REMEDE peu couteux & le plus efficace pour guerir radicalement la GALE, avec un PLAN facile d'extirper en peu de tems cette Maladie contagieuse de toutes les Armées.

A COLOGNE SUR LE RHIN,
Chez Metternich, Libraire, près S. Colombe.
An III. de la République française.

La Vie est, en effet, pour l'homme le premier des Biens, le fondement de tous les autres. — Ce n'est pas lui seul encore que sa vie interesse. Est-elle tranchée? C'est souvent un Pére, une Mére, qui sont enlevés à une Famille, au bien-être de laquelle leur secours étoit si essentiel. C'est une perte sensible ou préjudiciable pour tous ses Amis: & la société sacrée & civile sont privées d'un de leurs Membres, qui, dans quelque situation qu'il fût, pouvoit encore leur rendre des services. Ainsi les Efforts qu'on fait pour prolonger les jours des Mortels doivent être considérés comme très importans, & secondés avec empressement par tout Ami du Genre Humain.

Histoire & Mémoires, de la Societé formée à Amsterdam en faveur des Noyés. pag. 3. 4.

ATTESTATIONS AUTHENTIQUES
SUR LA
DISTRIBUTION GRATUITE

des remèdes à un grand nombre de Militaires, Officiers, Soldats français. & Employés de l'armée du Nord, attaqués de différentes maladies

faite par le

Citoyen Hupſch,

Membre de plusieurs Académies & Sociétés littéraires.

I. SECTION.

Nous Souſſignés hommes de guerre, Militaires & Employés à l'armée du Nord, Sambre & Meuſe certifions avec la plus vive réconnoiſſance, que le citoyen Hupſch de Lontzen a eu l'humanité & la bonté particulière de nous guérir parfaitement des attaques de la fiévre putride, de la fievre intermittente, du mal de dents, de la galle &c. &c. & que de plus par une générosité ſans exemple il nous a donné *gratuitement* tous les remèdes néceſſaires contre les dites maladies. Cologne ſur le Rhin, l'an 3me de République françaiſe.

J'ai été parfaitement & gratuitement guéri d'une fiévre putride très dangéreuſe par les remèdes du Cit. Hüpſch. Cologne le 25me Nivoſe 3me année républicaine françaiſe.

Lecomte, *Adjudant d'artillerie.*

 J'at-

J'atteſte, que le citoyen Hupſch de Lontzen a eu la bonté & la généroſité de donner à douze hommes employés au chariage de l'artillerie des remèdes tout *gratuitement* contre la gale, lesquels en étoient tous infectés dépuis longtems, ſavoir à 1. Benoit Güerin. 2. Cyprien Loir. 3. Jean Baptiste Mouſſet. 4. Thomas Rebeaux. 5. Pierre Mouſſet. 6. Louis Maſſon. 7. Antoine Hanry. 8. François Elcouf. 9. Pierre Lommé. 10. Guillaume Riché. 11. Nicolas Camus. 12. Jean Baptiſte Barthelemy.

Cyprien Loir, *Adjudant.*

J'atteſte, que le cit. Hupſch a donné *gratuitement* des remèdes au nommé Fauſtin Delatre, employé au chariage de l'artillerie, pour la guériſon d'une brûlûre dangéreuſe à la main gauche. Cologne le 26 Nivoſe l'an 3me de la république françaiſe.

Felix, *conducteur d'artillerie de la* 123, 1/2 *Brig.*

Le ſouſſigné certifie, que le cit. Hupſch de Lontzen a eu la généroſité de donner *gratuitement* aux chartiers attachés á l'artillerie des remèdes contre la gale, qui en étoient tous attaqués, ſavoir 1) Fauſtin Delatre. 2) Medard Lacourd. 3) Paul Bourbiée. 4) Nicolas Foullont. 5) Jean Leclaire. 6) Martin Buzeux. 7) Marc Lepreus.

8) Joſeph Gautiée. 9) Charles Louis. 10) Antoine Fixfois. Fait à Cologne le 29. Nivoſe 3me année républicaine.

Noël Felix. *conduct. d'artil. de la 123, 1ſ2 Brigade.*

Pierre Perrin, conducteur d'artillerie avoit un mal de dents inſupportable. Le cit. Hupsh de Lontzen lui donna des remèdes *gratis*, par les quels il fut parfaitement guéri. A Cologne.

Perrin, *Conducteur d'artillerie.*

Louis Moreau, ſoldat de la ſixiéme Compagnie ſecond Bataillon 102me Brigade avoit une fiévre intermittente très opiniâtre, il ſortit de l'hôpital ſans en pouvoir être guéri. Il a reçu *gratuitement* le remède efficace découvert par le cit. Hupſch.

Baptiſte Magremont, chartier d'artillerie rend mille & mille graces au cit. de Hupſch, qui lui a rendu tant de ſoulagement d'un mal de tête & d'un mal d'oreille ſuivi d'une ſurdité, en lui donnant tous les reméd*es* *gratuitement* pour la cure, le quel cit. de Hupſch pouſſa ſa bonté & ſa humanité à un tel point, qu'il me donna un remède auſſi *gratuitement* contre la gale, dont j'en étois en même tems infecté: Cologne le 2. Pluvioſe l'an 3me de la république françaiſe.

J. B. Magremont.

Le cit. de Hupsch m'a guéri *gratuitement* d'un accès de la fiévre putride. Cologne le 2. Pluviose l'an 3. de la république.

Pour le cit. Lionart, *Conducteur d'artill.* ne sachant écrire.

Monnot, *garde d'artillerie.*

Je soussigné certifie, que le cit. Hüpsch de Lontzen a eu la générosité de donner *gratuitement* aux canoniers de l'escouade, que je commande du 6me régiment d'artillerie 13. comp., les remèdes nécessaires pour la gale, savoir aux citoyens Balin, Mognon, Maillefait, Dupuis, Lionore, Fouillure, Maguin, Pierre, Verniers, Roupair, Vuillaume, Chevillon, Filet & Grandjean, ce dernier a reçu en outre des rémèdes pour la G. Cologne le 4. Pluviose 3e année républicaine.

Le Lieutenant Rouchon.

J'ai reçu des remèdes contre la fiévre, & le cit. d'Hupsch m'a parfaitement guéri.

Le Commandant d'artillerie de Cologne.

Thevenot.

Je soussigné rends mille remerciemens au cit. d'Hupsch pour les remèdes, qu'il m'a donnés *gratuitement* contre un mal de ventre

tre très doulereux. Cologne le 7. Pluviose l'an 3. de la république.

Mangelle, *Officier d'artillerie.*

Je soussigné Général de division, Commandant l'artillerie de l'aile droite de l'armée de Sambre & Meuse certifie, que le cit. d'Hupsch de Lontzen, habitant de la ville de Cologne, a généreusement traité & guéri *gratuitement* un grand nombre de canoniers & autres individus employés au service de l'artillerie de différents maux dont ils étoient attaqués. Ces actes d'humanité, qu'il continue d'exercer avec le même zêle, & le même désintéressement, lui méritent la bienveillance de la Nation françaife. A Cologne le 9. Pluviose 3e année républicaine.

(L. S.) LAPRUN.

LIBERTÉ. EGALITÉ.

Cologne 9. Pluviose an 3. républicain.

LAPRUN, Général de division, Commandant l'artillerie de l'aile droite

au

cit. *Hupsch* de *Lontzen*, habitant de Cologne.

Je m'empresse, citoyen, à l'appui de mes frères d'armes, les services importans, que vous avez rendus si généreusement aux canoniers & autres individus employés à l'artillerie, dont j'ai le commandement. C'est une verité, que j'atteste avec plaisir, & je vous témoigne en particulier toute ma réconnoisance des secours, que vous leur avez administrés avec un si pur désintéressement.

Salut. Fraternité.

LAPRUN.

J'ai eu une plaie sur la jambe depuis six semaines. Le citoyen Hupsch m'a donné des rémèdes *gratuitement* pour la guérir. A Cologne le 8. Pluviose l'an 3me de la république.

François Briand, *can. de la* 123me ½ *Brigade.*

Mon camerade François Laronchée a reçu des remèdes pour la gale *gratuitement.* Ne sachant écrire je soussigne pour lui.

Briand.

Je soussigné Pierre Magnin, *canonier au 6me régiment d'artillerie* a reçu *gratuitement* du citoyen Hupsch un remède pour le mal d'estomac. Cologne le 8. Pluviose.

Roupaire.

Nous

Nous soussignés réconnoissons avoir reçus du citoyen Hupsch des remèdes pour la gale *gratis*.

Dupont, Bideaux, Peruelle, Grudorge, Brivost, *Canoniers*.

Ick hebbe oonfangen een middel tegen die schurft voor my en mynen man *gratis*, ook een middel teegen eenen sterken catarren

Theresia Villard, *canonir vor myn man*.

C'est-à-dire: j'ai reçu un remède *gratis* contre la gale pour moi & mon mari, ainsi qu'un médicament pour mon époux attaqué d'un catarre très-fort.

Thérese Villard.

Nous avons reçu les remèdes contre la gale *gratis*.

Antoine Herault, Derochez, François Pinçon, *de la 6. Comp. du 3. Bat. de la 123 1/2 Brigade*.

J'ai reçu le remède contre la gale *gratuitement* pour moi & mon camerade Rémi Maillet.

Vaillant, *artificien*.

J'ai reçu le remède pour la gale *gratis*, dont j'ai été attaqué depuis plus six mois de manière très dangéreuse.

Au nom de mon camarade

Etienne, *canonier*.

J'ai reçu le remède contre la gale *gratis*, dont j'en ai été attaqué très-fort.

Nicolas Bouquez, *Grénadier* pour moi & mon camarade Devien aussi *grénadier*.

Je suis infecté d'une gale si enracinée, qu'elle me cause continuellememnt des demangeaisons insupportables, mais le cit. d'Hupsch m'a donné *gratis* un remède, qui a dejà guéri tant de mes freres d'armes radicalement par son efficacité étonnante. Cologne le 14 Pluviose.

Joseph Vincent Hervé, *Sergt. d'artill. attaché à la 93 1/2 Brig.*

Nous avons reçu le remède contre la gale, savoir: Ducler, Mathieu, Frangon, Lavoine, *grénadiers* & cela gratis.

Jean Pierre Duerre.

J'ai reçu le remède *gratis* contre la gale.

Paul Purré, ne sachant écrire, *chartier d'artill.*

La-

Lamour *grenadier* atteste, d'avoir reçu un remède contre un mal de dents *gratuite.*

J'ai été guéri d'un mal de dents *gratuitement.*

Jean Brishez, *can. de la* 123 ½ *Brigade.*

J'atteste, que moi & mon camarade Dupont sommes parfaitement guéri de la gale, que le cit. Hupsch nous a donné *gratis.*

Brivot, Dupont, *canoniers.*

Nous avons reçu le remède contre la gale *gratis.*

Olivier Barrout, Paul Bazane, *de la comp. du* 3. *Bat. de la* 123me *demi Brigade.*

J'ai perdu la vue de l'œil droit dépuis deux ans, quoique j'ai pris un grand nombre de remèdes sans pouvoir recouvrir la vue, le cit. d'Hupsch par un amour tout particulier, pour le soulagement de l'humanité souffrante me donne tous les médicamens avec beaucoup de depenses *gratis,* afin d'essayer s'il ne me pourra pas rétablir la vue. A Cologne le 15. Pluviose l'an 3me de la république française une & indivisible & démocratique.

Ambroise Dona Vernerey, *Adjudant au* 6. *Rég. d'artillerie.*

J'ai

J'ai reçu le remède contre la gale *gratis.*

Jean Guinaut, *grénadier.*

J'ai reçu le remède contre la gale *gratis.*

François Mace, *sergent*, Gourdau, *sergent.*

Je soussigné atteste d'avoir reçu pour moi & mes deux camarades le remède contre la gale, j'atteste de plus, qu'il y a de plus de deux mois, que je suis attaqué de ce mal & que tous les autres remedes ne m'ont pû guérir.

Prudence Amiez. *can.* Rene Gravez, *Canon.*

Je soussigné certifie avoir reçu le remède contre la gale *gratis* pour moi & mes camarades.

Jacques Bochez, Moreau, Meteez, Larue.

J'ai reçu pour moi & mon camarade les remèdes contre la gale.

Jean Baillais, Felix Ledôs, *Fusiliers du deuxieme Bat.* III *1/2 Brig.*

J'ai reçu le remède contre la gale pour moi & mes camarades *gratis* savoir.

Lenon, Steckler, Wirtz, Goutiér, Leguille.

J'ai

J'ai reçu le remede contre la gale pour moi & mes camarades *gratuitement.*

Charot, *fusil.*, Peruelle, *can.* Vouguir, Dubois, Douboelge, Barry, Grindorge, Obert, *volontaires.*

J'ai reçu le remede contre la gale *gratis.*

Feliere, *dragon.*

J'ai reçu le remède *gratis* contre la gale.

Ant. Ginbeau, *caporal de basses compagnies.*

J'ai reçu les remedes contre la gale *gratis.*

Maillet, *fusilier, de Poitiers.*

Nous avons reçu le remède contre la gale *gratis.*

Etienne Hadié, Jacques Blezy, *fusiliers.*

J'ai reçu la remede contre la gale *gratis.*
Pierre Besançon, *can.*

J'ai reçu le remède contre la gale *gratis.*

Jacques Maugie, *fusilier, de Mézieres.*

J'ai reçu le remède contre la gale *gratis.*

Venro, *fusilier.*

Nous

Nous soussignés réconnoissons avoir reçu tous les remedes contre la gale *gratuitement* du cit. Hupsch de Lontzen, qui a eu la compassion de sauver dejà tant de nos camarades de ce mal effroyable sans la moindre mauvaise suite.

Jean Loir, *fusilier*. Charles Prevost, *volont. de la* 3 *demie Brigade* 2*me comp.* Jean Bertre, *vol. de la* 111. *demi brigade*. Gredeler, Mondé, *chasseurs*. François Roncellin, *grenadier*. Germain Chevallard, *grenadier*. Jean Bapt. Guinaut, *vol.* Louis Courtois, *vol.* Joan Breuiller, *grenadier*. Aumont, *Lieutenant, premier Bat. de la Cent onzieme demi Brigade huitieme Compagnie*. Denis Maurise, *vol.* Boumont, *vol.*

Il y a plus de 15 mois, que j'ai été infecté de la gale sans en pouvoir être reguéri, mais le cit. Hupsch m'a donné son remède gratis pour me guérir parfairement.

Jean francois Gumelle, *can.*
Charles Pierre Labaie, *capor.*

Nicolas Pierard, *vol.* François Nicolas Paynaud. Le Coq, *vol.* Nollin, *sergent*. Nicolas Mauron, *fusilier*. Wernef, *vol.* & son fils, *tambour*. Pierre Nicolas Rierrour. Edine Jotte, *fusilier*. Louis Baiez, *fusilier*. Ernest Beauchamp, *fusilier*. Guillaume Bon, *caporal*.

Char-

Charles françois Couraut, 111. 1/2 *Brigade 2. comp.* Alix, *sergent* 111. 1/2 *Brigade 2me Bat. 1. comp.* Bonaventure, 111*me* 1/2 *Brigade 2. Bat.* Foulbeuf, 111*me* 1/2 *Brigade 2me Bat. 6. comp.* Fontenel, *Souslieutenant* 111*me* 1/2 *Brigade 2me Bat. 6. comp.* Louis Villemau, Geneville, Ridet, *fusilier.* Joseph Charée, *dragon, dans le 7me Régiment de dragons & son frere.* Pierre Michaeu, *sergent.* Louis Lantret, *sergent.* Louis Huguet, Nicolas Huguet, Jean Baptiste Dosemont, Charles Mercy, Jean Capsel, *grénad.* Jean Burat, *grenad.* Touze, *grénad.* Defontaine, *idem.* Le Gendre, *idem.* Denaux, *idem.* Lefevre. Jean Baptiste Petit. Remi Defaye, *chartier d'artill.* Lamour, *fusilier.* Billar, *fusilier.* Duhamel. Coman. Renau. Fruchard, *Caporal.* Cadet Villez, *Can.* Dugard, *idem.* Remoulin, *idem.* Throc, *idem.* François Couvert, *Cap. de* 100. 1/2 *Brigad.* Pierre Pegnouz, *vol.* Jean Barault, *volontaire.* Jean Chartier, *vol.* Henri Durand, *can.* Edme Gitton, *volont.* Nicolas Chuchut, *volont.* Joseph Moré, *volont.* Jean Francois Demoinez, *chart. d'artill.* Charles Cotte, *fusilier.* Detremont, *can.* Lainé, Cebaile. Plapart, *can.* Francogagé. Pierre Chapuss. Jean Courtois, *chartier*

tier d'artill. Burnod, *prem. can.* Gasque, *2me can.* Villeniez, *can. artificier.* Lapague, *can.* Lavisée, *cap.* Claude Antoine Maid, *can. au 6me régim. d'artill.* Bunquelle, *can. au 6me régim. d'artill.* François Parent, *volont.* Jean Julien, *volont.* Francois Bolieux, *vol.* Louis Voyée, *volont.* Jean Pollé, *vol.*

J'ai eu une plaie au pied gauche pour la quelle j'ai reçu des remèdes *gratis* qui me l'ont guéri.

Benoit Lapallu, *can. de Marsilly district de Charolle.*

J'ai été guéri d'un mal de dents insupportable *gratis.*

Pierre Bodin, *canon.*

Je soussigné avoir été traité d'une G.... par le cit. Hüpsch de Lontzen tous les remèdes *gratis* jusqu'à la parfaite guérison.

Gruber, *musicien de la 128. 1/2 Brigade.*

J'ai reçu le remède *gratis* pour un mal d'estomac très opiniâtre.

Charlemagne Vatier.

J'ai reçu le remède *gratis* contre un mal de ventre.

Gasqué.

J'ai

J'ai reçu le remède *gratis* contre une brûlûre.

Pierre Filet, *can. au 6. reg. d'artill.*

J'ai recu *gratis* tous les remédes contre la fiévre putride, dont j'étois attaqué très fortement.

Rigaut, *sergt de la 4. comp. du 2. Bat. de la 123. 1/2 Brig.*

Je soussigné atteste, que Silvestre Jean Pierre, *chartier d'artillerie* a eu le malheur de s'être brûlé le visage par la poudre tellement, que son visage avoit une figure monstrueuse & qu'on ne voyoit plus les yeux. Il a été guéri *gratis* en peu de tems par les grands soins & remèdes du cit. de Hupsch au plus grand étonnement de ses camarades.

Cyprien Loir, *conducteur d'artill.*

Je soussigné atteste, que le citoyen Pierre Lommé a été guéri *gratis* d'une brûlûre au bras.

Cyprien Loir, *conducteur d'artill.*

J'ai recu ainsi, que mon camarade Denis Bourgois un remède *gratis* contre le mal de dents.

Bourssol, *tambour.*

Boldeain a recu un remède contre un mal de dents & de tête *gratis*, ainſi que le citoyen Sinan un remède contre les hemorrhoides auſſi *gratis*.

Guimbaud *grènadier*.

J'atteſte, que le nommé Clément caporal d'artillerie attaché à la 93me 1/2 Brigade a recu des remèdes *gratis* contre la fiévre putride. Cologne le 4. Ventoſe l'an 3me de la république françaiſe.

Hervé, *ſergent, de la 6. compagnie d'artillerie*.

J'ai reçu *gratis* les remèdes pour guérir une plaie à la jambe gauche.

Mathieu Lenain, *Muſicien*.

J'ai recu des remèdes pour la gale *gratis* dont j'en ſuis parfaitement guéri. Cologne le 3. ventoſe 3me année républicaine.

Aumont, *Lieutenant*.

Moi officier commandant la cinquiéme Eſcouade de la 13 comp. du 6. régiment d'artillerie certifie, que le cit. de Hüpſch a guéri *gratis* & radicalement le citoyen Fillet d'une brûlûre conſidérable au bras & Vuillaume d'une G... tous deux canoniers de la dite Eſcouade. En foi j'ai ſigné le préſent pour ſervir & valoir ce que de droit. Cologne le 4. ventoſe 3me année républicaine.

Le Lieutenant command. l'Eſcouad: P. Rouchon.

Je

Je réconnois avoir recu *gratis* moi & mes camarades des remèdes pour la gale.

Rallus, *can.* Cousin, *can.* Mondrel, *can.* Cretien *can.*

Je reconnois avoir reçu *gratis* moi & mes camarades des remédes contre la gale.

Dubois *can.* Lermillez *can.* Faucheux.

Je réconnois avoir reçu du cit. Hupsch des remédes contre la gale, qu'il nous a fourni *gratuitement* pour moi & mes camarades.

Bary, Fournaise, Grindorge, Venez, Peruelle, Bidaux, Buoz, *tous canon.*

Je soussigné atteste, que le cit. Hupsch m'a guéri de la gale & du mal de ventre, dont j'étois attaqué. Je me suis signé.

Pierre Grandjean, *can. au 6. reg. d'artill.* 13 *comp.*

Je soussigné atteste au nom de Bénoit Lapallu, que le cit. de Hupsch la fait panser d'une plaie à la jambe *gratuitement*, de plus l'a guéri de la gale *gratis*. A Cologne le 27 de Pluviose 3me année républicaine.

Chartier, *caporal d'artill.*

J'ai reçu pour le citoyen Legrand, caporal fourier au 3. Bataillon de la 21. 1/2 Brigade, d'Infanterie legere des remédes *gratis* contre les vers & le mal de tête.

A Cologne le 9. ventoſe 3me année républicaine.

Breban, *Sergent*.

J'ai reçu le remède contre la gale *gratis*.

Jean Baptiſte Flamand.

J'ai reçu un remède *gratis* contre la fiévre, qui m'a guéri.

L. F. Legrand, *cap. fourier au 3. Bat. de la* 21. *1ſ2. Brigade d'Infanterie legère*.

On me donna un vomitif contre la fiévre, mais ce vomitif avoit une ſi mauvaiſe ſuite, que j'ai perdu la parole par là & toutes fois, que je voulois parler, il me ſurvenoit un accident ſi fâcheux, comme un évanouiſſement; étant recommandé au citoyen de Hupſch, ce grand ami des hommes me donna ſon remède antiépileptique *gratis*, lequel me rendit non ſeulement la parole; mais il me guérit auſſi parfaitement de tous les accidens fâcheux, que le vomitif m'avoit attiré. La reconnoiſſance, que je dois à cet acte bienfaiſant du cit. de Hupſch, & à cette guériſon rémarquable m'oblige d'en donner un témoignage public. Cologne le 15. Ventoſe l'an 3me de la république françaiſe.

Louis Etienne Delarras, *ſergt. major de la 3. comp. du 3me Bat. de la* 21. *1ſ2. Brigade d'infant. legère*.

Le

Le cit. de Hupſch continue ſes actes géné·eux envers ces deux perſonnes malheureuſes, ſavoir envers Joſeph Rouſel, ſergent attaché à la 21me 1/2 Brigade Infanterie legère, qui eſt dans un état très pitoyable, car ayant eu pluſieurs réchûtes d'une fiévre, on lui donna des remèdes contraires & nuiſibles, qui lui cauſerent différens accidens dangereux comme une crampe d'eſtomac, laquelle lui cauſa un vomiſſement continuel, des douleurs ſur la poitrine, la perte d'appetit, une inſomnie, une foibleſſe à ne pouvoir marcher &c.

Anne Rouſel née Geoffroi, épouſe du dit Joſeph Rouſel eſt attaquée de douleurs continuelles & d'un tremblement dans les jambes de ſorte qu'elle ne peut pas marcher.

Cette malheureuſe famille étoit tellement, accablée de maladies, qu'un de leur enfant ne pouvoit ni manger ni marcher. Le cit. de Hupſch les conſola avec une affabilité toute particulière & leurs donna tous les médicamens *gratuitement*, qui procurerent dès le commencement des bons effets tant au dit J. Rouſel, qu'à ſon enfant. Cologne le 17. Ventoſe l'an 3. de la république françaiſe.

Delarras, *ſergt. major.*

Le nommé Martin Vimbert caporal de canoniers de la 6me compagnie 6me régiment d'artillerie fut attaqué par une ſuite de très grandes fatigues au siége de Mastricht d'une maladie de nerfs suivie de grandes douleurs dans la cuisse, & dans la jambe gauche, qu'il ne pouvoit marcher qu'avec grande peine, le cit. Hupsch de Lontzen lui donna son remède antiépileptique *gratuitement*, qui fit tant de bons effets, qu'il se trouva presque guéri, c'est avec plaisir, que je donne mon Seing, vu que je suis témoin de la guérison & que le dit Vimbert est en subsistance dans mon Escouade. Cologne le 14. Ventose l'an 3me de la république francaise.

Le Lieutenant Rouchon.

Le canonier Jean Etienne Jacquier étoit attaqué d'une fiévre. On lui fit prendre deux vomitoires, qui lui accablerent tellement son estomac & dérangerent sa santé à un tel point, qu'il perdit l'appetit, le sommeil & qu'il s'amaigrit de la sorte, qu'on le croioit être attaqué d'une consomption, je récommandai ce malade aux bontés du cit. Hupsch de Lontzen, qui lui donne tous les remèdes *gratis* pour son rétablissement, & dont il rémarque déjà des effets les plus salutaires de sorte, qu'il sera parfaitement rétabli en peu de jours. Cologne le 17. Ventose l'an 3. de la république francaise une & indivisible.

Vernerey, *Adjudant au 6. régt. d'artill. au nom du capitaine*
Doncieux, *du même régt. absent.*

Je

Je déclare avoir été guéri par le cit. Hupſch, cit. de la ville de Cologne ami de l'humanité d'une fiévre putride, dont j'étois attaquè très dangéreuſement, & j'eus recours au dit cit. dont il m'a traité *gratis*, de tous les remèdes dont j'ai eu beſoin dans ma dite maladie, dont je lui en doit une réconnoiſſance parfaite. A Cologne le 18. Ventoſe l'an 3. républicain.

Monnot, *garde d'artill.*

J'ai recu un remède contre la gale *gratis* du cit. Hupſch. A Cologne le 20. Ventoſe 3. an. républicaine.

Lecomte, *adjudant d'artill.*

Armée de Sambre & Meuſe 4me Diviſion	21 ½ Brigade d'Infanterie legére 3eme Bataillon.

Je remercie infiniment le cit. Hupſch de Lontzen, qui a guéri en ſi peu de tems Louis Etienne Delarras ſergent major au ſusdit Bataillon d'une maladie ſi deplorable & ſi rémarquable. Cologne 20 ventoſe 3me année républicaine, une & indiviſible & impériſſable.

Chapelay, *capitaine.*

J'ai reçu de remède *gratis* contre un mal de dents, qui me cauſoit des douleurs inſupportables.

Nicolas Chevilliot, *canonier.*

Nous avons reçu les remèdes contre la gale *gratis.*

Gabriel Jublin, Jean Blairet, *volont.*

J'ai reçu les remedes contre la gale *gratis.*

Claude Filochot, *can.*

Je certifie, que le cit. Hupſch a fait panſer *gratis* le citoyen Jean Baptiſte Veron canonier attaché à la compagnie d'artillerie de la 93eme 1/2 Brigade d'une playe à la jambe droite, & d'une inflammation à la même jambe. A Longric ce 25 ventoſe.

Hervé, *ſergent d'artillerie.*

Nous remercions le cit. Hupſch, qu'il nous a guéri *gratis* d'une gale, la quelle étoit ſi fort enracinée. Cologne le 28 ventoſe 3me année républicaine.

Jean Louis Drubigni, Pierre Bezançon, *tous deux can. de la 123, 1/2 brig.*

J'ai reçu un remède *gratis* contre un mal d'eſtomac, qui m'eſt reſté après une fiévre. Cologne le 1. Germinal.

Nicolas Remont, *can. de la 2me Eſcouade de Doncieux, capt.*

J'ai reçu un remède *gratis* contre un mal de poitrine.

Ferand, *can. du 6. régim. d'artillerie.*

Je ſouſſigné atteſte en faveur de la verité, qu'il m'eſt connu que le cit. Hupſch a guéri

guéri *gratis* un très grand nombre de canoniers de la gale parfaitement. A Cologne le 3. Germinal l'an 3. de la république.

Pierre Payen, *premier can. du 6. régim. d'artillerie.*

J'ai été guéri de la gale *gratis* & j'ai reçu de nouveau un remède *gratis* contre le mal de Reins. Cologne le 3. Germinal l'an 3. de la république.

Gasque, *can. du 6. régim. 6me. compag.*

J'ai reçu un remède contre un Rhumatisme très opiniâtre *gratis.* Cologne le 3. Germinal l'an 3. république.

Henin, *Lieutenant du 6. régim. d'artill. 6. compag.*

François Flerieux & Jean Jacob, 3me Bataill. de chasseurs ont reçu le remède contre la gale *gratis.*

Pierre François Funaux, *fourier.*

Liberté. Egalité. Fraternité.

Je soussigné, capitaine de la sixieme compagnie du sixieme régiment d'artillerie certifie, que le cit. Hupsch de Lontzen a guéri d'une maladie très grave, comme mal d'estomac & autres maux très dangereux le nommé Jacquier 1er canonier & qu'il a guéri de la gale plusieurs autres canoniers dont suivent les noms: Verry, Payen, Antoine, Templeuve, Vatteu, Deneaux, Tranquille &c. &c.

 &

& qu'il a delivré *gratis* toutes les drogues nécessaires à leur guérison; en foi de quoi j'ai delivré le présent pour servir de pieces justificatives au cit. Hupsch de Lontzen. Hackenbrock le 4. Germinal an. 2. républicaine.

Le commandant de l'artill. de position
Doncieux, *capitaine.*

Joseph Rousel sergent attaché à la 21 demi Brigade, Infanterie legere atteste, que lui, son épouse Anne Rousel né Geoffroy & leur fils Joseph ont eté heureusement sauvé en un court espace de tems par les grands soins & les remèdes, que le cit. Hupsch leur a donné *gratis*. Ils ont été parfaitement guéri de tous leurs accidens dangereux, dont ils étoient attaqués tous trois à la fois. Cologne le 6. Germinal l'an 3. de la république française.

Rousel.

J'ai reçu un remède *gratis* contre une inflammation très forte à l'oeil droit. Cologne le 8. Germinal an 3 républ.

Pierre Joseph Gautier, *chart. d'artill. sous l'adj. Felix.*

J'ai reçu des remèdes pour mes deux camarades Jean Barri, Lerminier *gratis.*

Dubois, *can.*

Se,

Sebaſtian Ridez & jean Malatrois, volontaires ont reçu le remède contre la gale *gratis*.

Ridez, Malatrois.

Nous avons reçu le remède contre la gale *gratis*.

Lequille, Goutier, Joſeph Wirtz, Peter Steckler, Carrelle, Boudouin, Deans, Gareſtiés, Boques, Granges, *tous can.*

J'ai reçu des remèdes contre un mal de poitrine & une toux, qui m'eſt reſté après une fiévre.

Loir, *conducteur*.

J'ai reçu des remèdes *gratis* pour mes camarades contre la gale.

Pierre Badin, *can*.

Nous avons reçu le remède contre la gale *gratis*.

J. B. Serie, Louis Bruette, *can. de la* 123, 1/2 *Brigade*.

J'ai reçu un remède contre une enflure au pied.

Pierre, *can*.

J'ai reçu un remède *gratis* contre une plaie à la jambe.

Maire, *can*.

J'ai reçu un remède *gratis* contre une toux continuelle & des douleurs de l'eſtomac.

Claude Noël, *can*.

J'ai

J'ai reçu un remède *gratis* contre un mal d'estomac.

Pierre Duvalle, *can.*

J'ai reçu un remède *gratis* contre un mal violent de poitrine.

René Chretien, *can.*

J'ai reçu un remède *gratis* contre une toux, qui m'a duré deux mois, ainsi, que mon camarade pour une plaie â la jambe droite.

Morizot, *can.* Petit, *fourier d'art.*

Un rhumatisme dans les deux jambes m'a causé depuis 2 mois des grandes douleurs, contre le quel j'ai reçu les medicamens.

Elois Bon, *volont.*

Je reconnois avoir reçu des remèdes *gratis* pour le cit. Morin, fourier au 1er Bat. de la III. demi Brigade.

Aumont, *Lieutenant.*

Après tant de temoignages d'humanité & de desintéressement dont le cit. Hupsch de Lontzen à comblé les Militaires français malades, nous croirions manquer au plus sacré de tous les Devoirs, si nous tardions plus longtems à lui en témoigner notre sincère reconnoissance : nous n'oublierons jamais les grands sacrifices & les actes généreux, qu'il a fait en guérissant *gratuitement* tant de nos frères d'armes de maladies très graves. Nous avons vu avec la plus douce satisfaction, que

que rien ne lui étoit plus cher, que de sauver un malade de la mort, & avec la plus grande admiration, que tous ceux, qu'il a traité ont échappé à la mort. La France connoit déja les talens & le zele pour le Bien de l'humanité souffrante du cit. Hupsch, & nous ne negligerons rien pour augmenter l'affection, qu'elle a pour lui & qu'il a si bien merité envers ses défenseurs. Cologne le 10. Germinal l'an 3. républicain.

Rouchon, *Officier au 6. régt. d'art.* Vernerey, *L'adjudant du 6. régt. d'artill.* Thevenot, *Commandt. d'art. de la place.* Mouguion, *caporal.* Balin, *sergt.* Pierre, *canon.* Le Comte, *canon.* Roupaire, *canon.* Chevilliot. Magneien. Pierre. Gangent. Gaspau, *sergent au 6. régt. d'artill.* Mangelle, *Officier au 6. régt. d'artill.* Paul, *caporal. 6. régt. d'artill.* St. Jevin, *artificier, au 6. régt. d'art.*

J'étois 4. mois à l'hopital a Bruxellés & après avoir sorti il m'est resté des accidens très fâcheux, comme une pésanteur continuelle de tête, une insomnie, un bourdonnement d'oreilles &c. contre lesquels accidens j'ai reçu *gratis* tous les remèdes. Cologne le 19. Germinal.

Loreney, *canonier du 6me régt. d'artill. 4eme compagnie.*

J'ai

J'ai reçu pour huit canoniers les remèdes contre la gale *gratis*. Cologne le 19. Germinal.

Mouret, *Lieutenant d'artill.*

Le remède contre la gale m'a été donné *gratis*.

Henry Guyot, *du 4. régt. de Houssards.*

Je me souviendrai toute ma vie des grands Bienfaits dont le cit. Hupsch m'a comblé, car c'est lui seul, qui m'a sauvé la vie. J'étois attaqué d'une espèce de consomption suivie d'une fiévre lente, d'une maigreur & d'une foiblesse generale du corps, que j'avois la plus grande peine de marcher. Mais le cit. Hüpsch m'a enfin radicalement guéri & au sur plus il m'a donné tous les medicamens *gratuitement* durant toute la cure. Cologne le 25. Germinal 3. année républicaine.

Joseph Antoine Eustache, *sergent major d'artillerie, attaché a la 93eme 1/2 Brigade d'infanterie.*

Je soussigné Notaire juré & public de la Ville libre de Cologne certifie, que la presente copie est concordante avec les originaux. En Foi de quoi j'ai apposé mon Cachet notarial. Fait à Cologne sur le Rhin, le 27. Germinal, l'an troisieme de la République française.

(L. S.) Pierre Fasbender, Not. publ. jur.

OBSERVATIONS.

Des raisons très fondées ont effectué l'impression de ces guérisons gratuites. Puisse-t-elle produire le fruit que je desire & exhorter ces Envieux, qui vivent du public & qui ne font rien pour le Bien de l'humanité souffrante, ni pour le Bien public! Il est des hommes assés méchants pour tacher sécretement d'empêcher les autres de bien faire, quoiqu'ils ne veuillent rien faire eux mêmes pour la prosperité publique. Puis donc que j'ai tant sacrifié pour mes compatriotes sans en être payé de gratitude (l'envie & la persécution ayant toujours été ma récompense) pourquoi ne me vouerois-je donc pas à promouvoir le Bien d'une Nation, qui sait estimer les actions bienfaisantes, encourage les talens & récompense le mérite.

J'étois de tout tems l'ami de mes Contemporains, sans égard à la Nation. On sait non seulement dans ces provinces, mais dans toute l'allemagne par les feuilles publiques, que j'ai sacrifié par bonté de cœur la moitié de ma fortune pour le Bien de l'humanité souffrante, puisque j'ai communiqué gratis à des pauvres malades depuis plus de 30. ans des rémèdes contre l'Hydropisie, le Mal caduc, les Fiévres intermittentes, la suppression des Régles &c. &c. tant en Allemagne, qu'en France, dans les Pais-Bas, en Hollande, en Suede, en Autriche, en en Prusse, en Basse-Allemagne &c. N'est ce pas par mes remedes que tant de maladies opiniâtres (qui ont resisté aux rémèdes jusqu'ici connûs) ont été guéries radicalement? N'est ce pas par mes rémèdes que tant de braves citoyens ont été arrachés à la mort & conservés pour l'utilité de l'état? Les guérisons publiées dans les Journaux, le grand nombre d'attestations, de Lettres en original (qui seront publièes avec le tems) en sont une preuve évidente.

Quant à ce qui régarde les Militaires français j'ai voulu rémarquer seulement, que la liste ci-dessus ne contient pas la moitié des Malades à qui j'ai communiqué gratis des Rémèdes, car plus de mille Militaires, qui étoient attaqués de divers accidens, m'ont consulté après que tant de guérisons gratuites furent répandues entre eux. Quand un pauvre Militaire me rapportoit, qu'il avoit été guéri, je considérai cette nouvelle guèrison comme un trophée ou comme un monument de victoire remportée sur la mort.

Les gouvernemens & particuliarement les Savans, dont leur devoir exige la conservation de l'espece humaine devroient songer plus sérieusement à rechercher une nouvelle méthode & simple de sauver les malades, car il n'y a pas de plus grand Bienfait, que l'on puisse faire à l'humanité, que de sauver la vie d'un homme & de l'arracher à la mort. Combien plus grand ne doit donc pas être le mérite de ceux, qui sauvent une quantité d'hommes & conservent par là tant de citoyens utiles à l'état. Je l'ai déja prouvé ailleurs que, tant que les jeunes Medecins ne s'acqueront une connoissance très profonde dans l'Histoire naturelle & dans la Physique, ils n'effectueront pas de guérisons rémarquables. Ce n'est pas le titre de membre d'une Faculté de Medecine, qui nous peut conduire à la découverte des secrets de la Nature: C'est par des sacrifices couteux, par un Zele infatigable, par des recherches assidues, par des expériences réiterées (faites avec précaution) & par un esprit observateur, qu'on parvienne à découvrir des Remedes, qui peuvent parfaitement guérir des maladies très opiniatres & très dangereuses.

www.ingramcontent.com/pod-product-compliance
Ingram Content Group UK Ltd.
Pitfield, Milton Keynes, MK11 3LW, UK
UKHW020218180726
13838UKWH00005B/2068